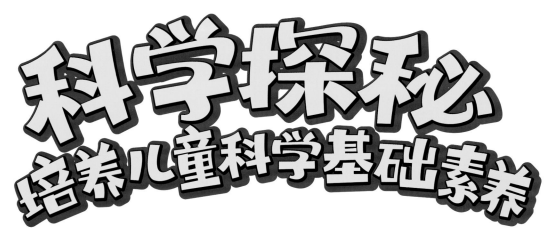

科学探秘
培养儿童科学基础素养

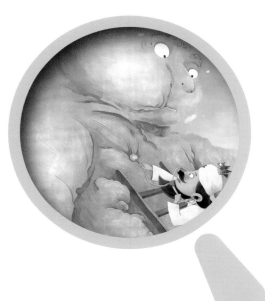

U0325654

了解鼻子和肺
灰尘巨人

温会会 / 文　曾平 / 绘

浙江摄影出版社
全国百佳图书出版单位

"快看，灰尘巨人来啦！"小动物们喊。
"医生爷爷！我心里闷得慌，快帮我看看是怎么回事！"灰尘巨人飞奔而来。

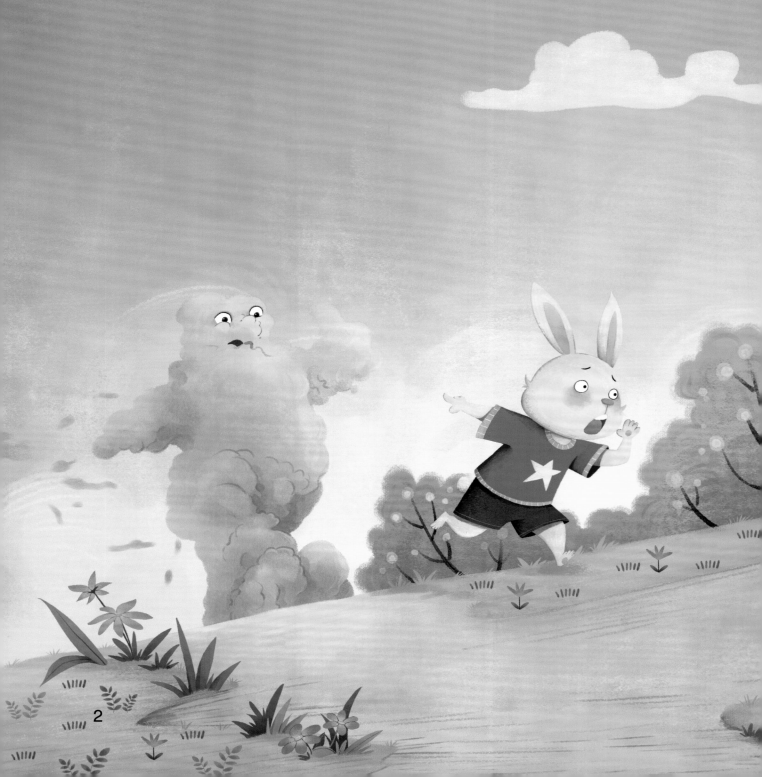

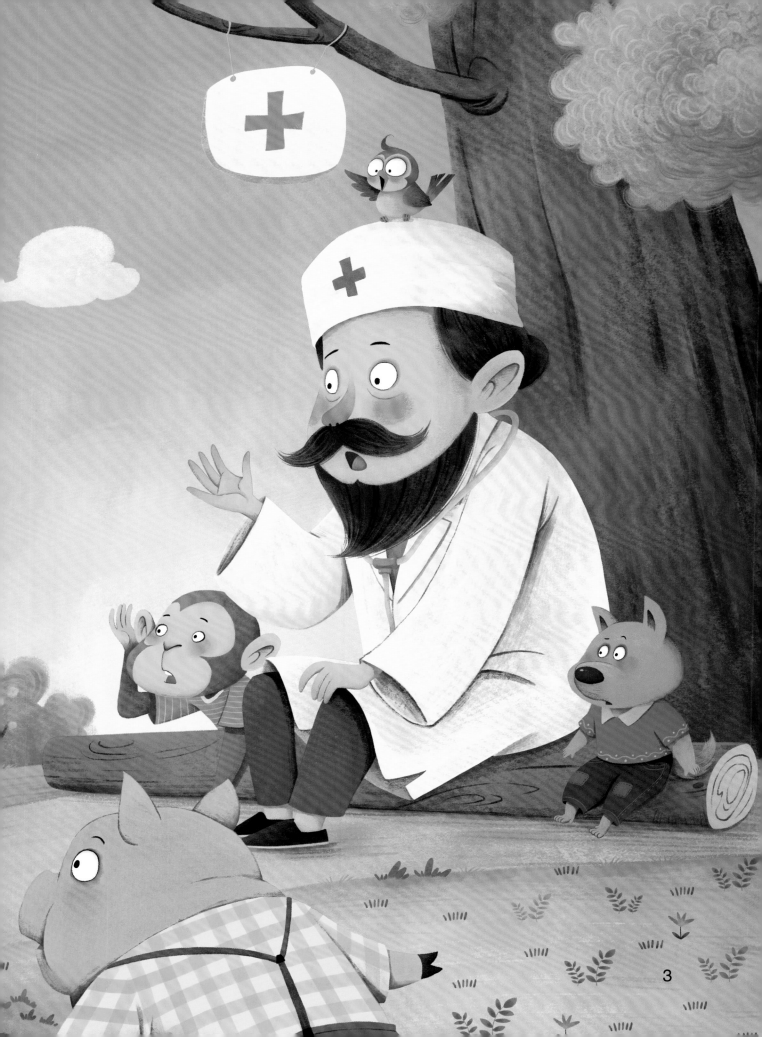

3

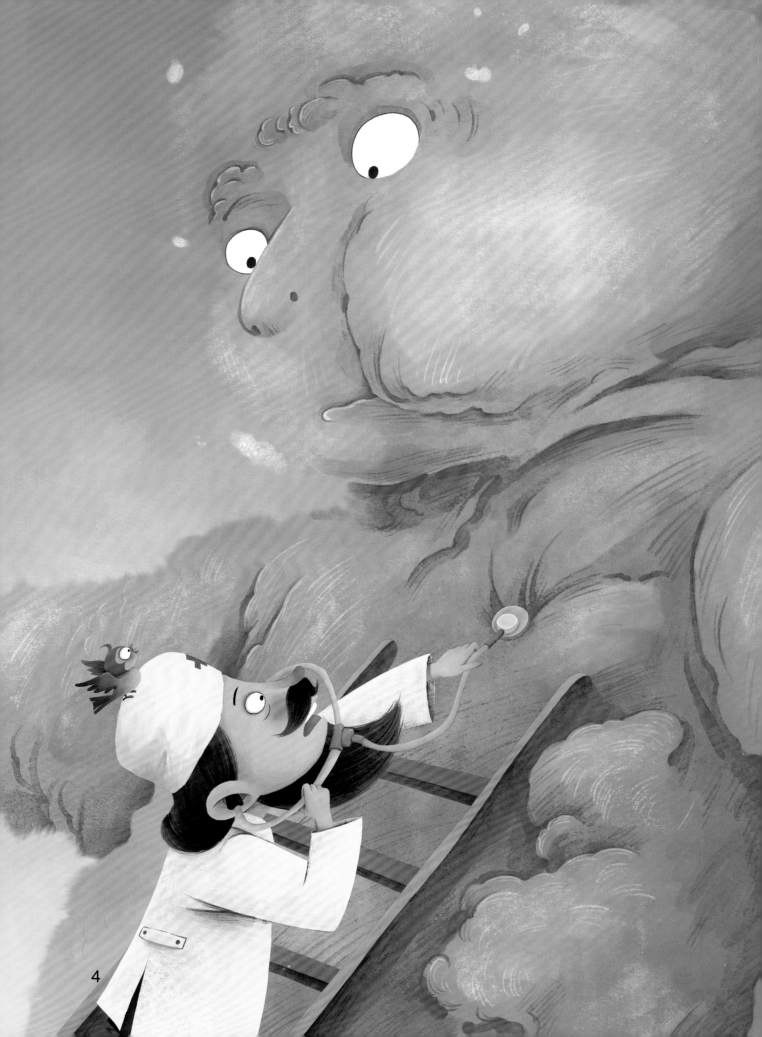

4

医生爷爷赶紧戴上听诊器，架起高高的梯子，爬到灰尘巨人的胸部，仔细地检查。

"心脏没问题呀！你呼吸不顺畅吗？"医生爷爷问。

"是的……我快喘不过气来了。"灰尘巨人答。

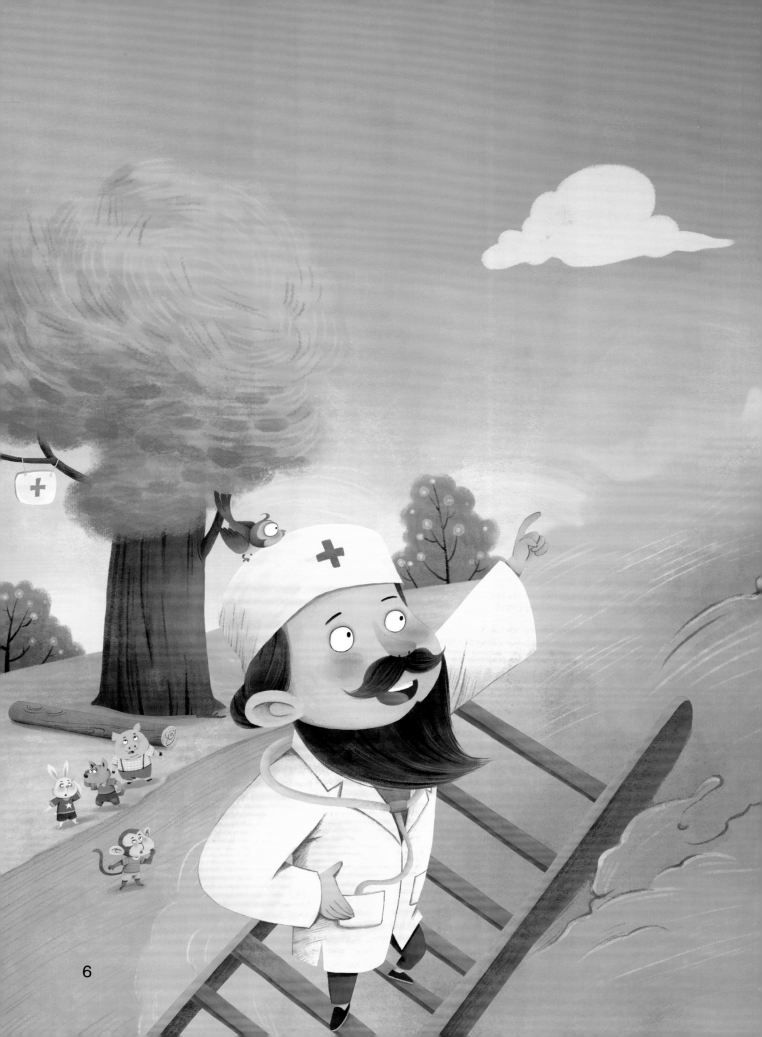

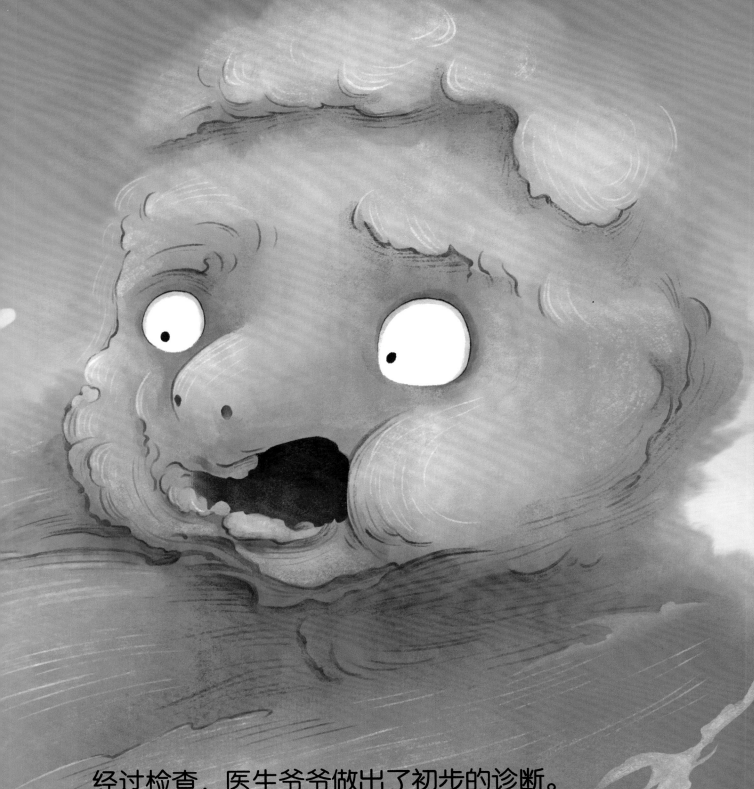

经过检查，医生爷爷做出了初步的诊断。

他皱起眉头，对灰尘巨人说："根据我的诊断，你的肺出现了问题。"

灰尘巨人一听，紧张地问："那……我该怎么办？"

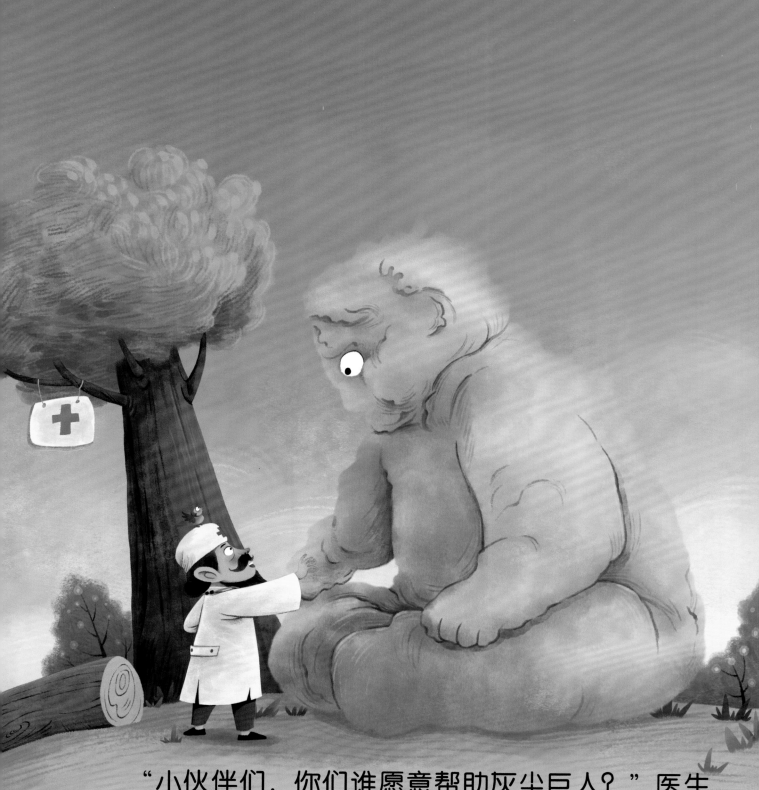

"小伙伴们，你们谁愿意帮助灰尘巨人？"医生
爷爷问。

话音刚落，小猴、小猪、小狗就积极地举起了手。

"我们愿意！"

"请你们进入灰尘巨人的肺部，把里面的灰尘打扫干净吧！"医生爷爷说。

　　"好的，保证完成任务！"小猴、小猪、小狗齐声说。

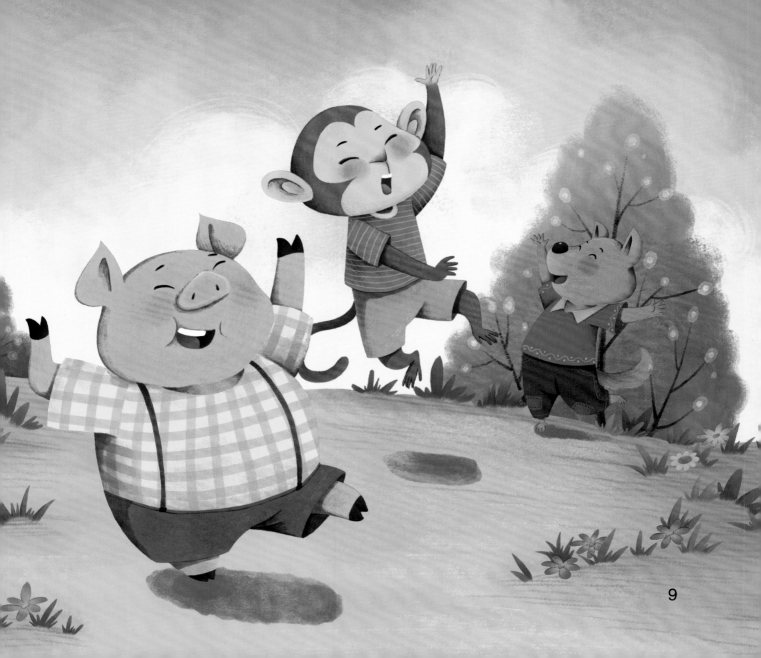

于是，医生爷爷挥了挥魔法棒，小猴、小猪、小狗瞬间变小了。

　　这时，灰尘巨人吸了一口气，三个小伙伴乘着空气，朝灰尘巨人的鼻孔里飞去。

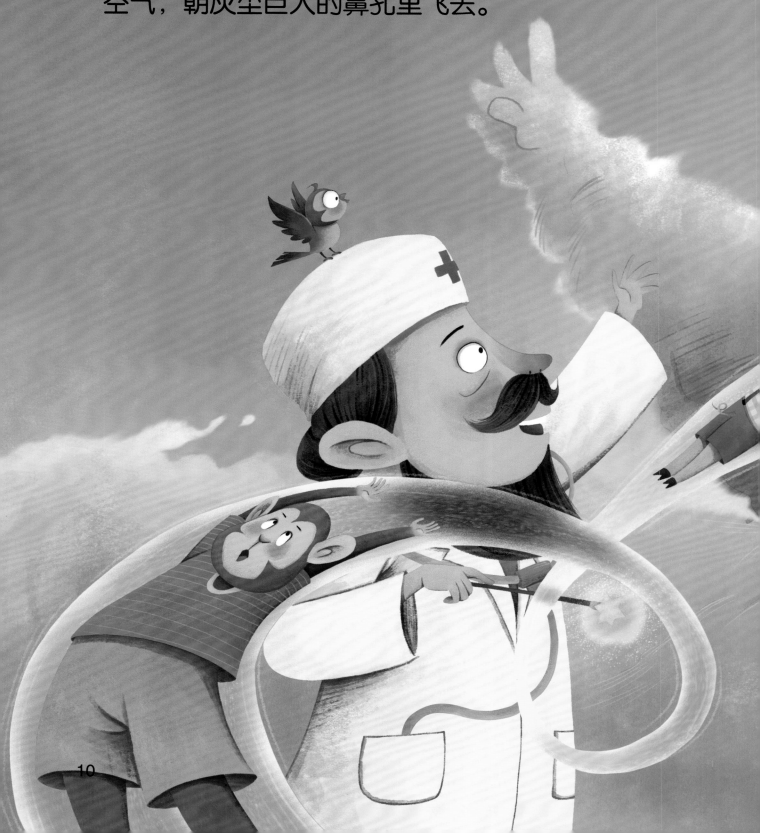

鼻子是呼吸的门户和通道，它通过气管连通肺部，是进行气体交换的第一关。

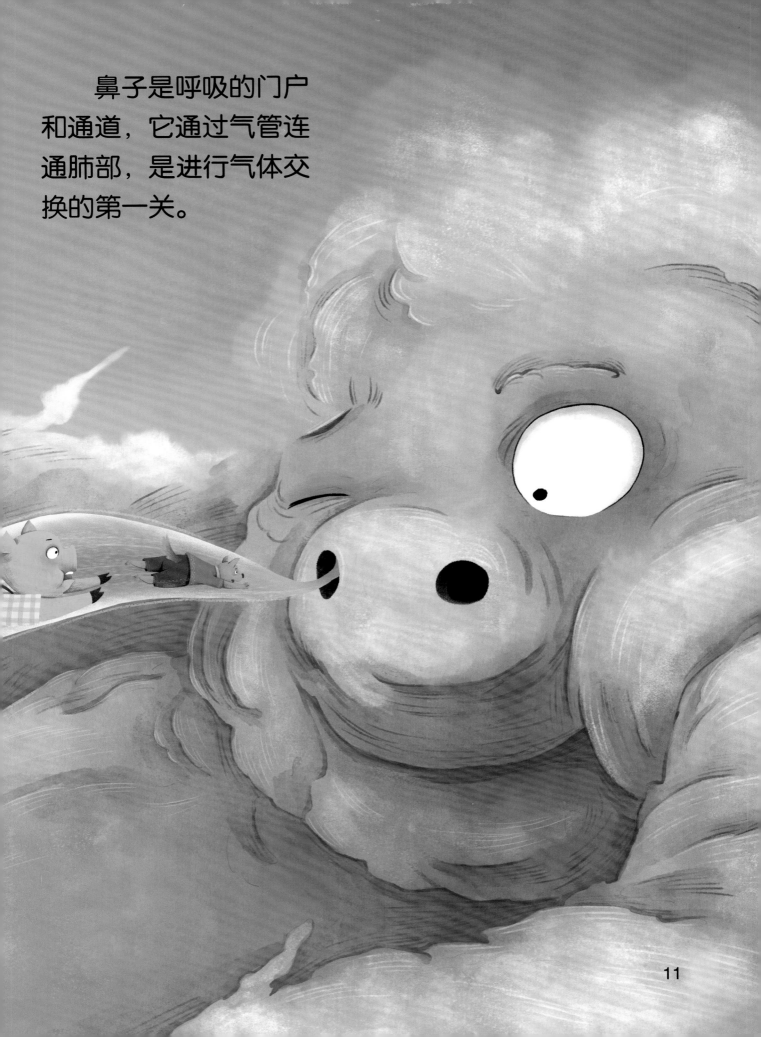

"啊！这是什么？"小猪问。

"是鼻毛，它们可以挡住灰尘等脏东西。"小猴说。

随后，灰尘巨人又呼出了一口气，一股巨大的气流几乎要将三个小伙伴冲出去。

"快抓住鼻毛！"小狗喊。

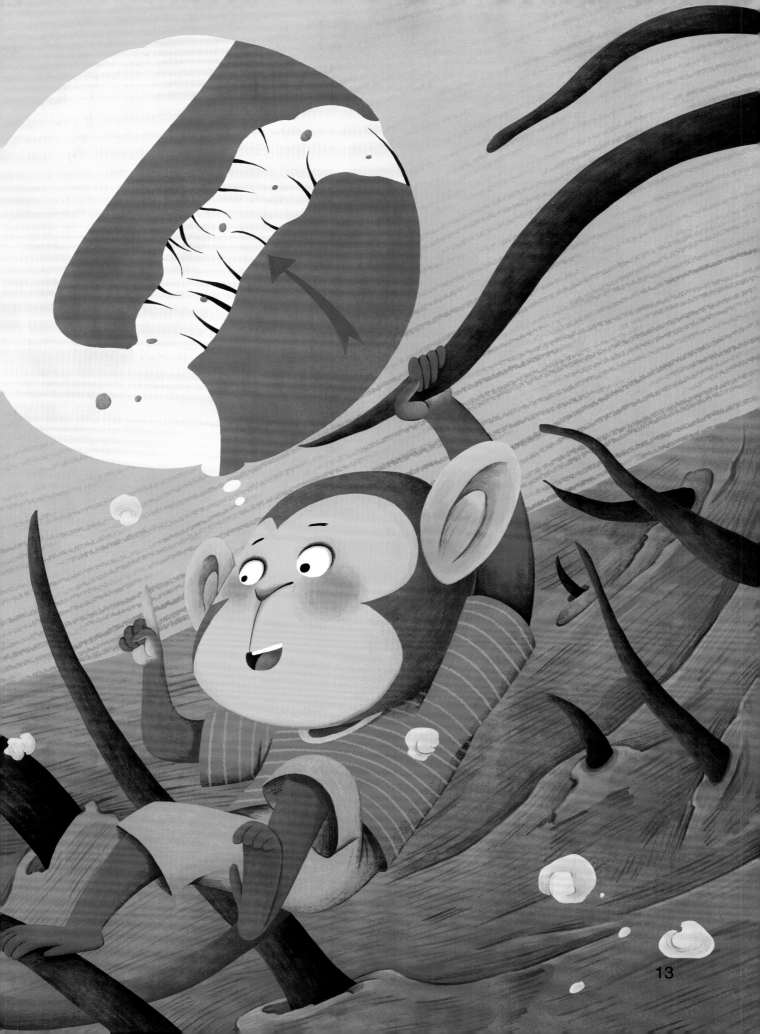

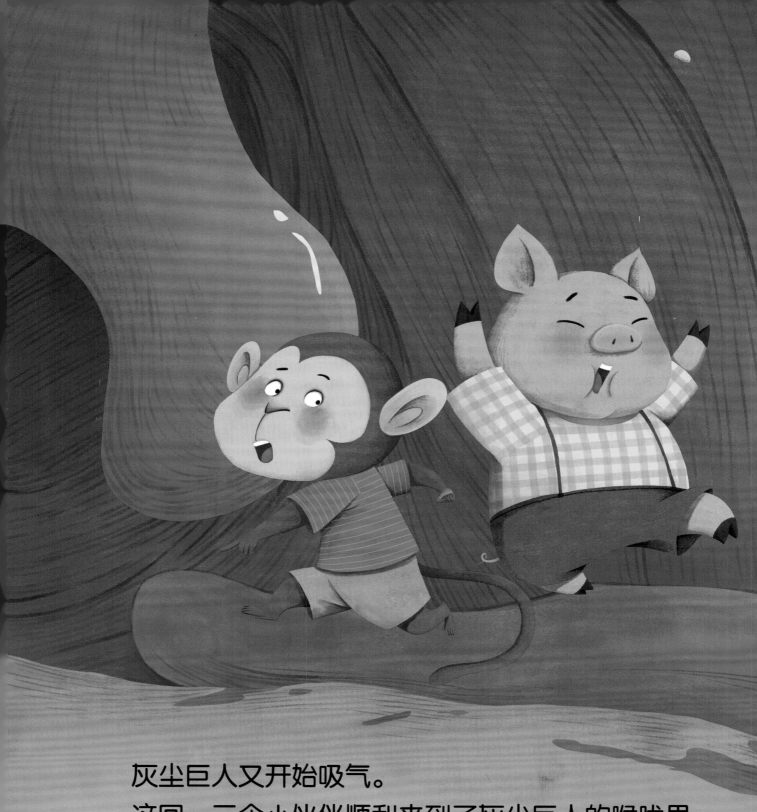

灰尘巨人又开始吸气。

这回，三个小伙伴顺利来到了灰尘巨人的喉咙里。

"这是专门让食物通过的食管。"小猴说。

"这是专门让空气通过的气管。"小狗说。

"我知道了，我们应该前往气管！"小猪说。

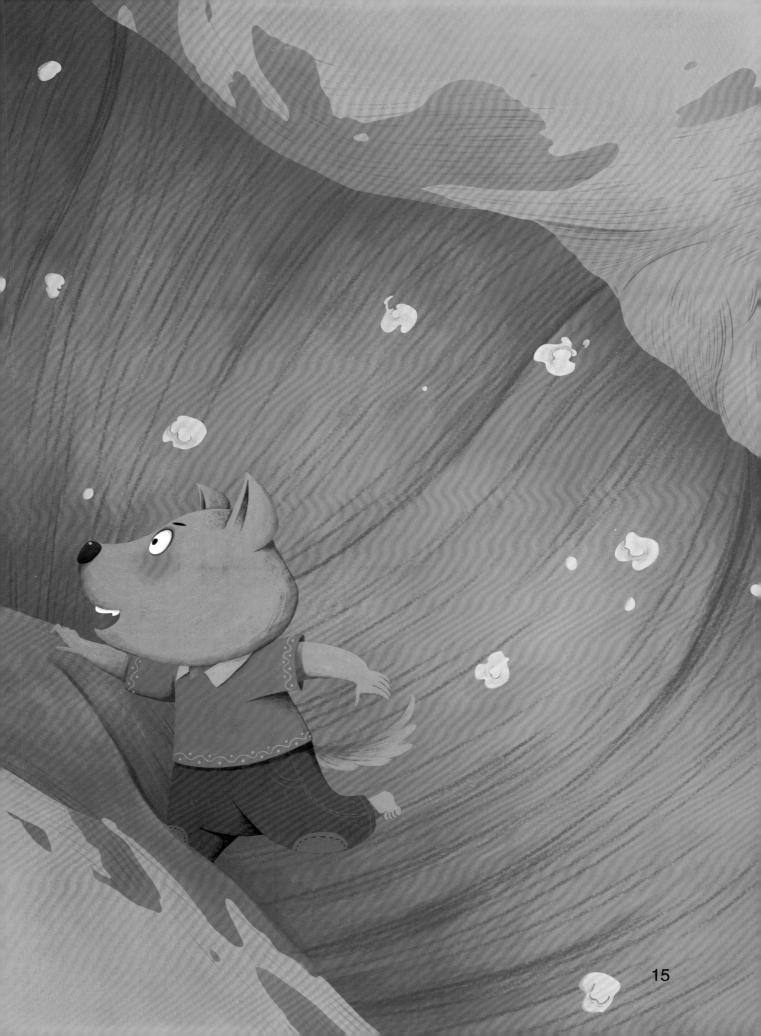

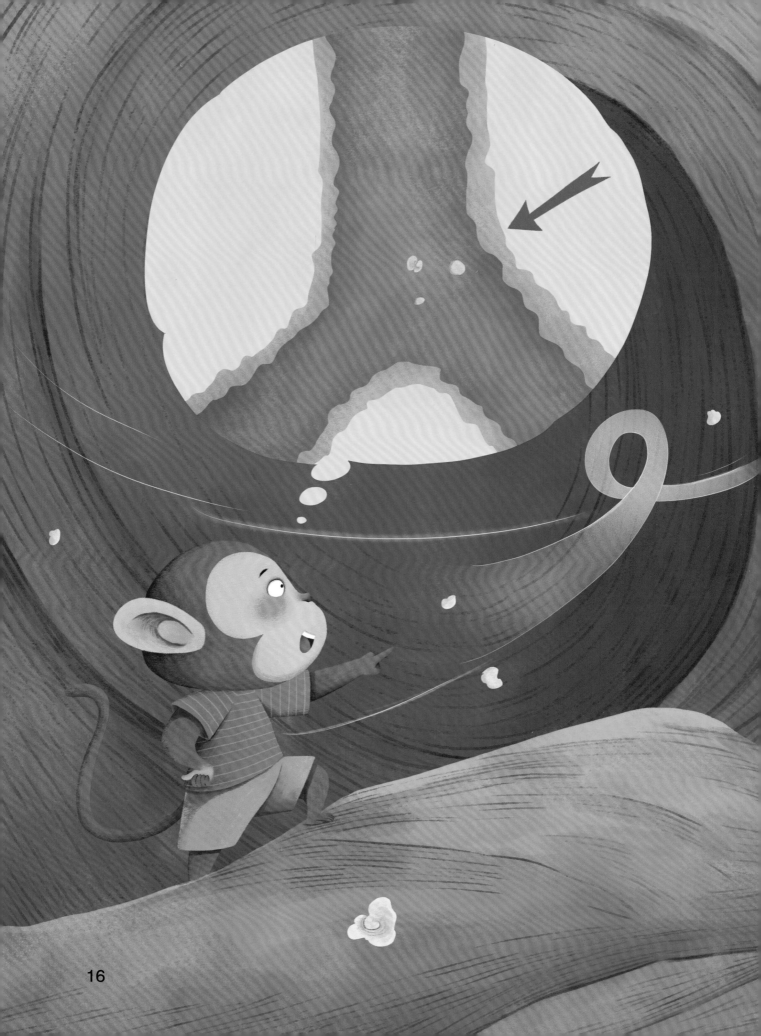

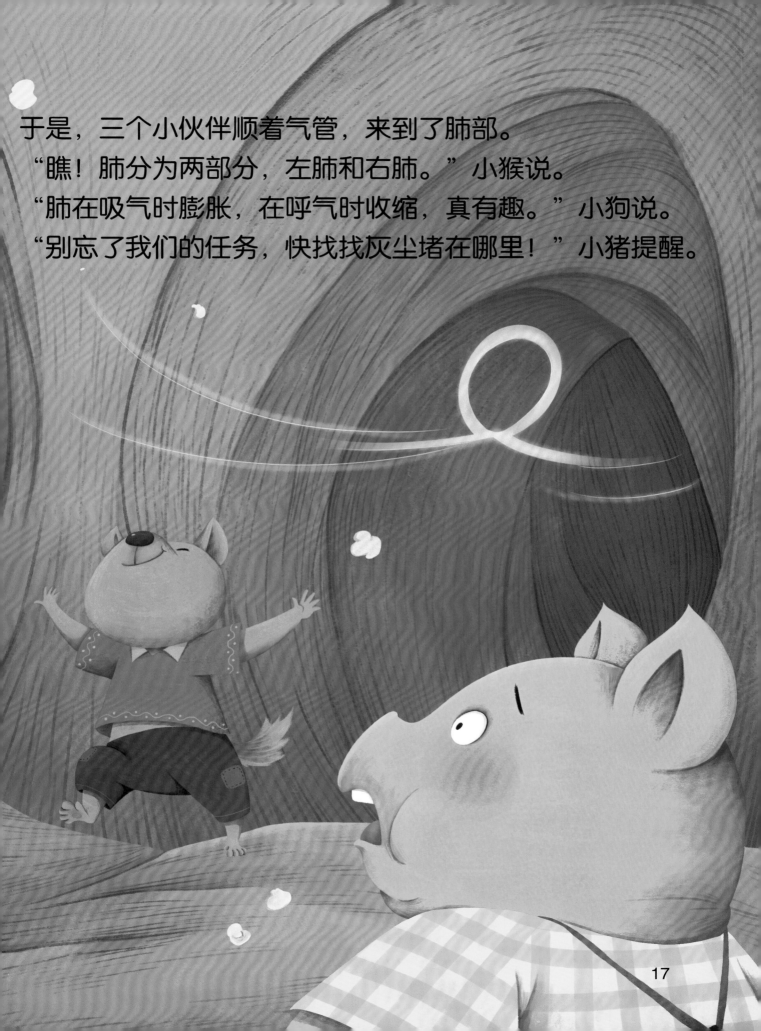

于是，三个小伙伴顺着气管，来到了肺部。
"瞧！肺分为两部分，左肺和右肺。"小猴说。
"肺在吸气时膨胀，在呼气时收缩，真有趣。"小狗说。
"别忘了我们的任务，快找找灰尘堵在哪里！"小猪提醒。

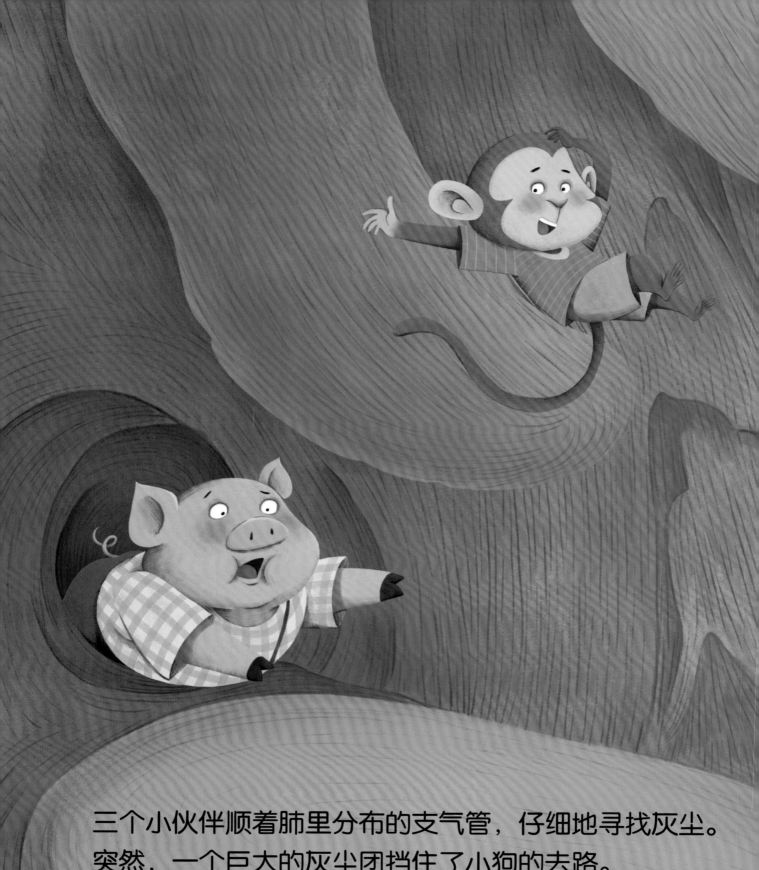

三个小伙伴顺着肺里分布的支气管，仔细地寻找灰尘。
突然，一个巨大的灰尘团挡住了小狗的去路。
　"我找到了！"小狗激动地喊。

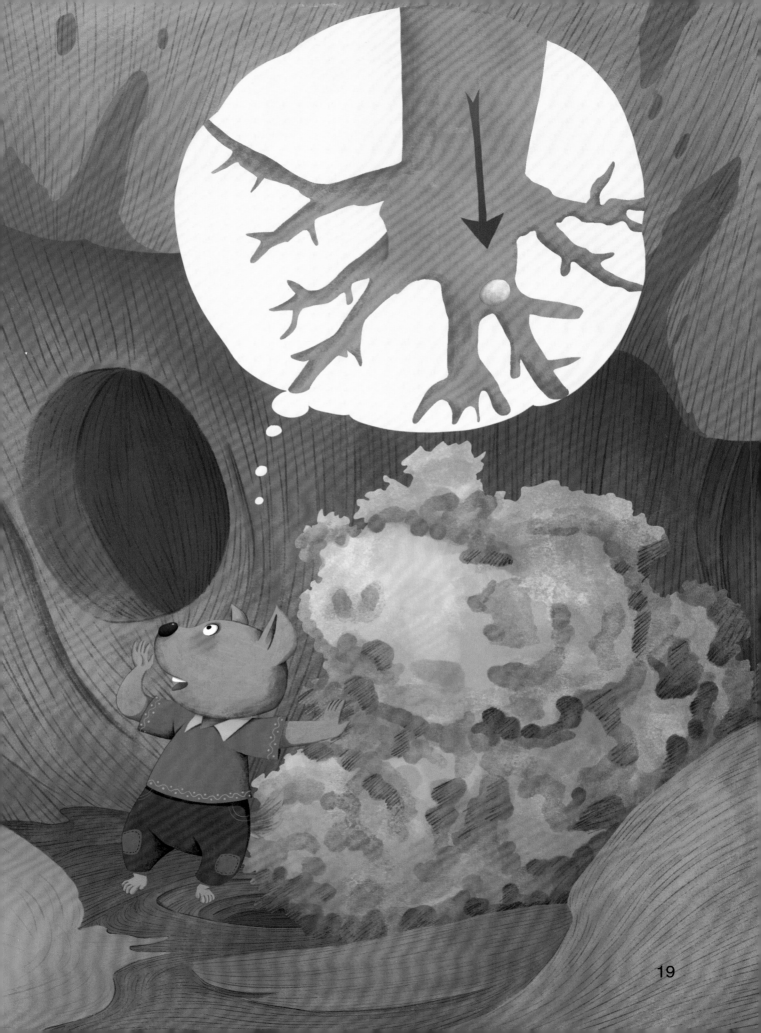

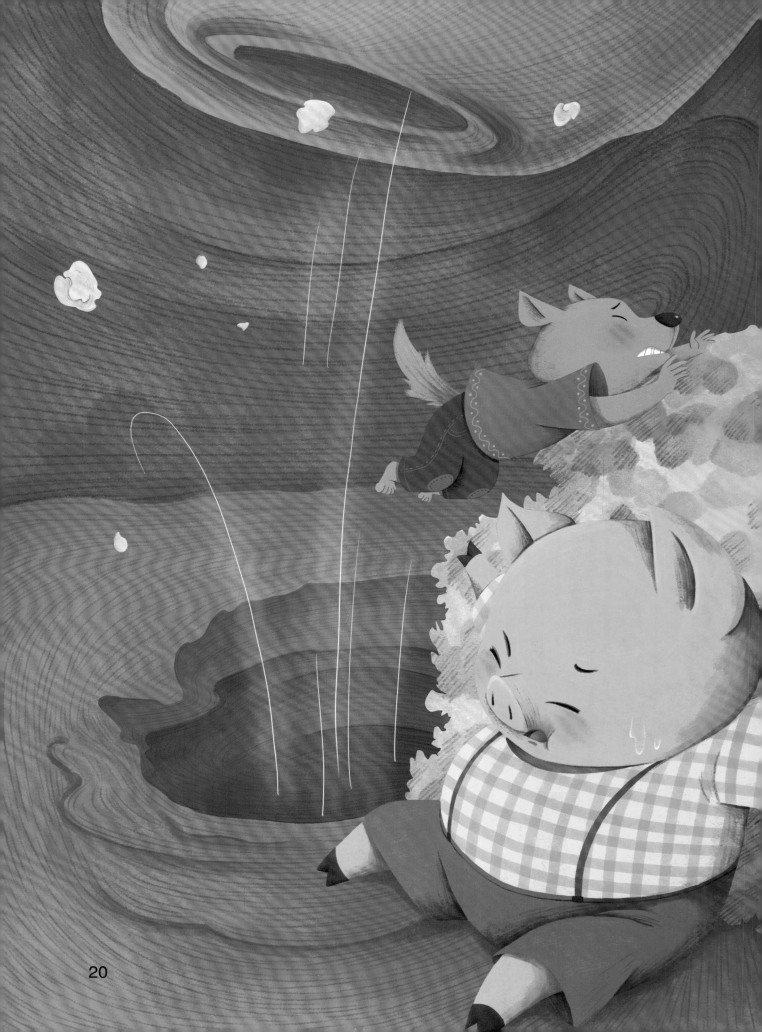

小猪和小猴听到小狗的叫声，赶紧跑了过来。
它们使出浑身的力气，一起去推灰尘团。
"嗨哟，嗨哟，嗨哟！"

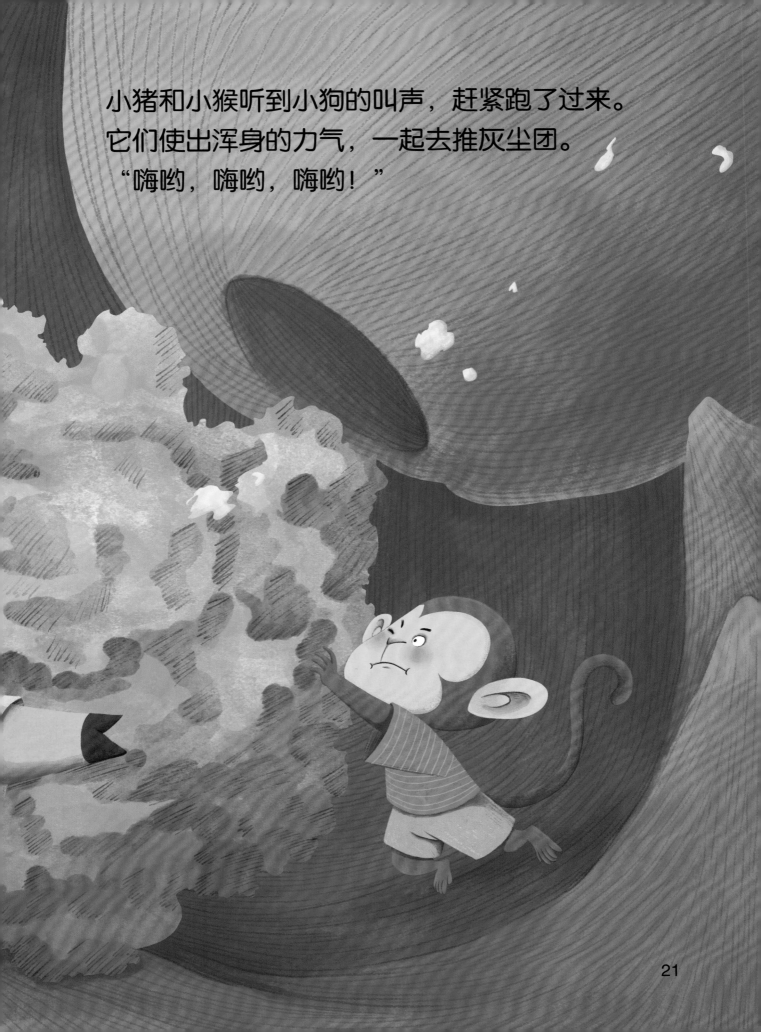

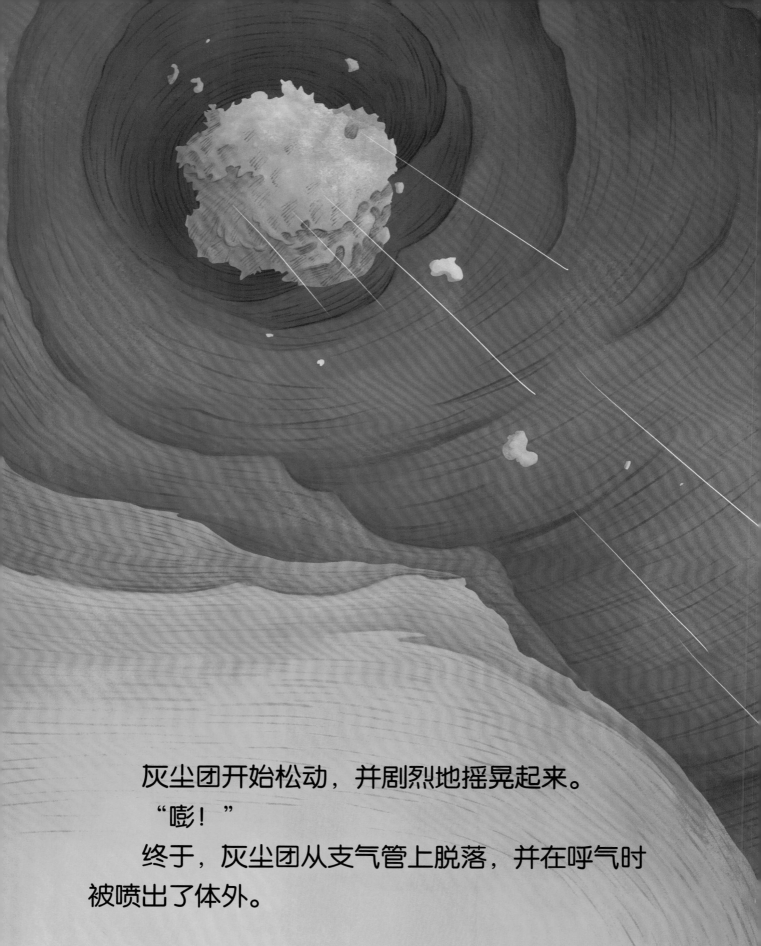

灰尘团开始松动，并剧烈地摇晃起来。

"嘭！"

终于，灰尘团从支气管上脱落，并在呼气时
被喷出了体外。

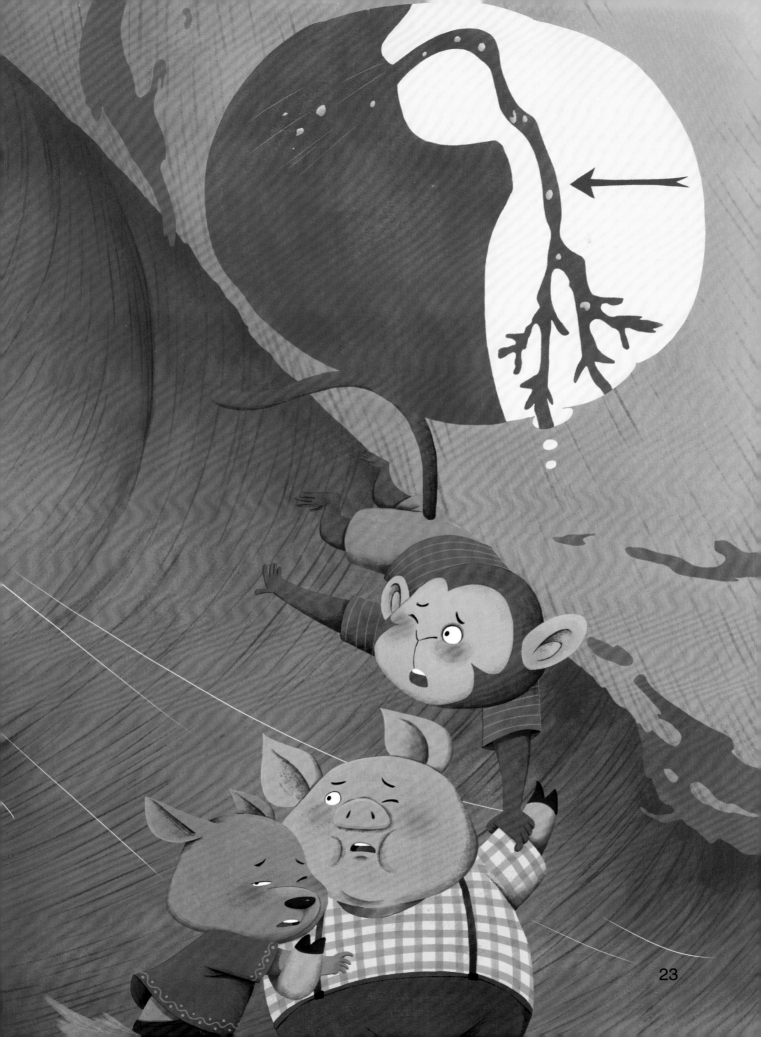

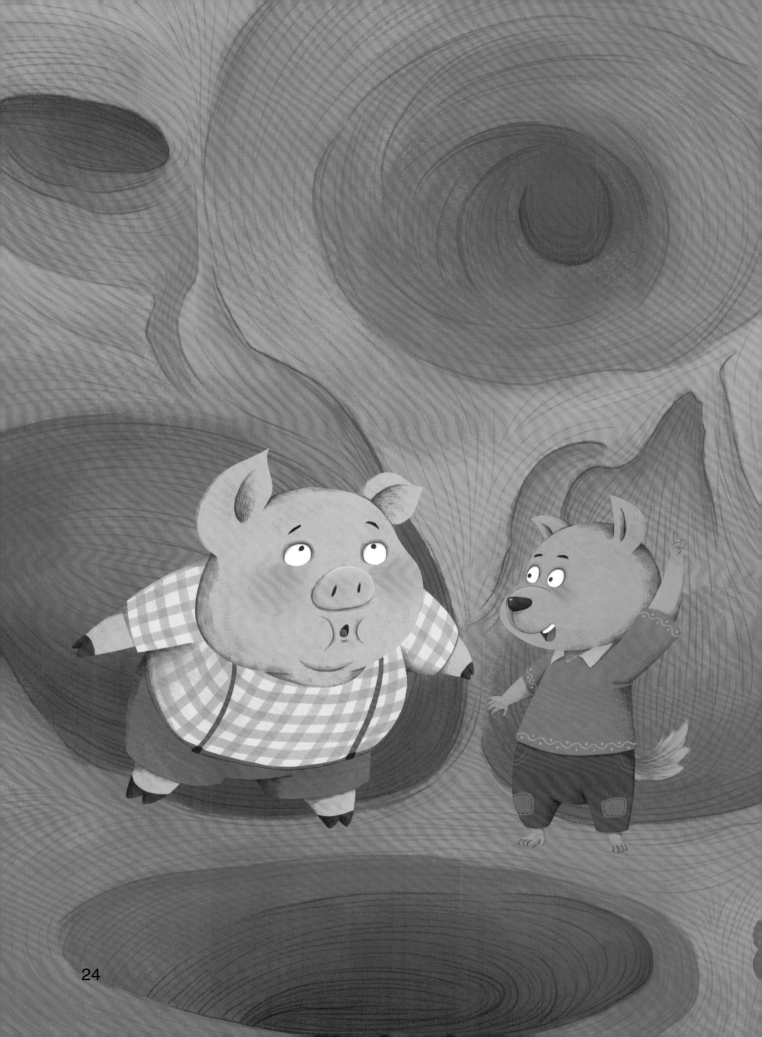

"咦，肺部的尽头是什么？"小猪问。

"看！有许多突出的小囊泡。"小狗说。

"我想起来了！它们叫作肺泡，是肺部进行气体交换的主要部位。"小猴说。

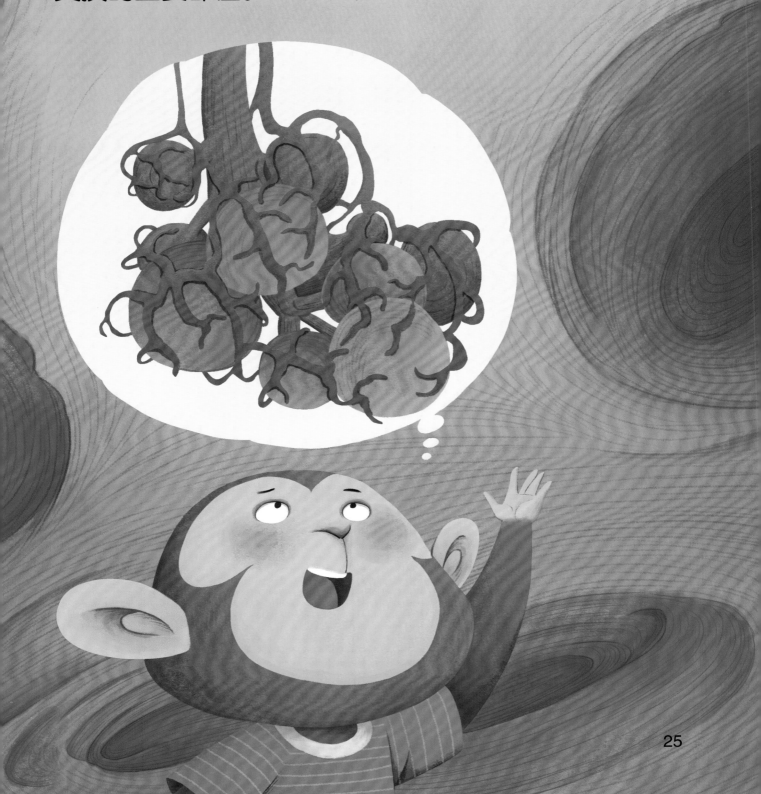

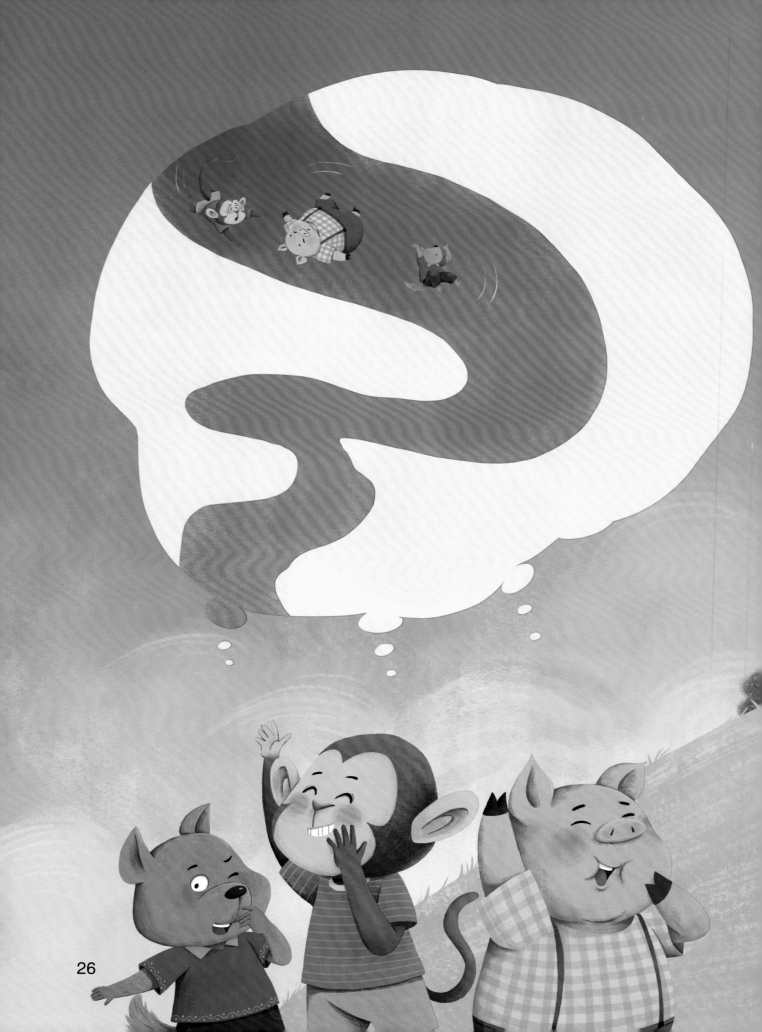

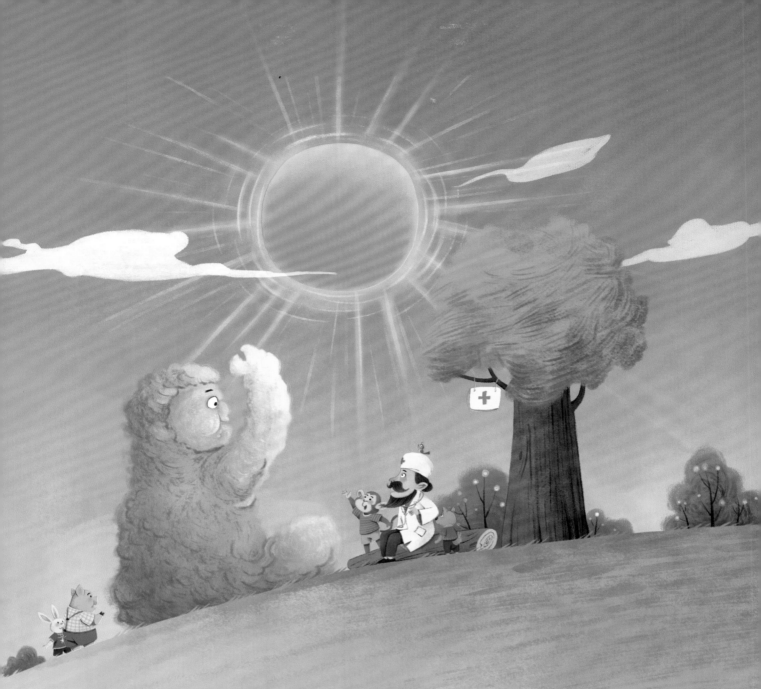

最后，三个小伙伴乘着空气，往鼻孔外飞。

"我的呼吸变得很顺畅了。医生爷爷、小猴、小猪、小狗，谢谢你们！"灰尘巨人高兴地说。

"不客气！灰尘……不，巨人！"医生爷爷笑着说。

"哈哈哈……"三个小伙伴捂嘴笑。

责任编辑　瞿昌林
责任校对　段凤娇
责任印制　汪立峰

项目设计　北视国

图书在版编目（CIP）数据

　　了解鼻子和肺：灰尘巨人 / 温会会文；曾平绘．
-- 杭州：浙江摄影出版社，2022.8
　　（科学探秘·培养儿童科学基础素养）
　　ISBN 978-7-5514-3974-9

　　Ⅰ．①了… Ⅱ．①温… ②曾… Ⅲ．①呼吸系统—儿
童读物 Ⅳ．① R322.3-49

　　中国版本图书馆 CIP 数据核字（2022）第 093439 号

LIAOJIE BIZI HE FEI : HUICHEN JUREN

了解鼻子和肺：灰尘巨人
（科学探秘·培养儿童科学基础素养）

温会会 / 文　曾平 / 绘

全国百佳图书出版单位
浙江摄影出版社出版发行
　　　地址：杭州市体育场路 347 号
　　　邮编：310006
　　　电话：0571-85151082
　　　网址：www.photo.zjcb.com
制版：北京北视国文化传媒有限公司
印刷：唐山富达印务有限公司
开本：889mm×1194mm　1/16
印张：2
2022 年 8 月第 1 版　　2022 年 8 月第 1 次印刷
ISBN 978-7-5514-3974-9
定价：39.80 元